NOUVELLE MÉTHODE

D'OCCLUSION ANTISEPTIQUE DES PLAIES

PAR

Le Dr C. SARAZIN

Professeur agrégé de la Faculté de médecine de Nancy.

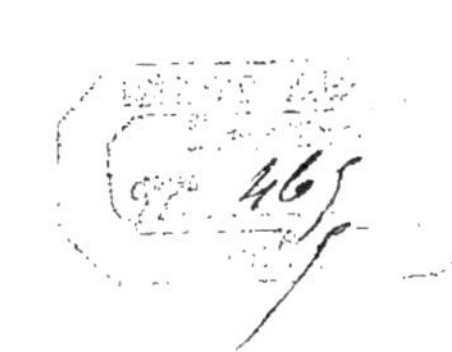

La voie nouvelle dans laquelle est entrée l'étude des pansements des plaies est la conséquence des travaux de Pasteur. Nous abandonnons la théorie pour la science. Des germes préexistants, ferments, microzoaires, arrivent à la surface des plaies; ils s'y réveillent, pullulent dans les liquides qu'elles sécrètent, et sont le point de départ des accidents infectieux, principale cause de la mortalité des opérés et des blessés. D'où viennent ces germes? Jusqu'ici il nous est la plupart du temps impossible de le soupçonner; mais nous savons assez bien où nous les trouvons et dans quelles conditions nous n'avons pas à les craindre. Pour nous, leur milieu habituel est la salle d'hôpital, surtout si elle est encombrée de blessés et défectueuse au point de vue de l'hygiène hospitalière. C'est là que nous observons la pyohémie, les intoxications septiques, putrides, gangréneuses. C'est là que règnent la phlébite, l'angioleucite, les érysipèles simples et surtout épidémiques, le phagédénisme, la diphthérite, la pourriture d'hôpital. A la campagne et dans la pratique urbaine des petites villes, ces accidents sont pour ainsi dire inconnus. Mais qu'il nous arrive d'y accumuler des blessés, en temps de guerre par exemple, après quelques jours d'indemnité pendant lesquels nous nous sommes félicités des succès de notre chirurgie, les accidents infectieux éclatent. D'où viennent-ils? D'où viennent les germes qui leur ont donné naissance? Nous sommes bien forcés d'admettre qu'ils existent partout. Latents, ils n'attendent pour se réveiller que les conditions favorables à leur prolifération (pullulation n'étant pas français). Pour ne faire aucune hypothèse sur la provenance et l'origine des germes infectieux, contentons-nous de dire qu'ils ont pour berceau l'agglomération des blessés atteints de suppuration.

On n'a pas attendu, il est vrai, les travaux de Pasteur pour chercher à prévenir les accidents infectieux des plaies. Pour échapper aux terribles effets de ces causes infectieuses, nous trouvons, laissant de côté les moyens empiriques, qu'on a suivi trois voies différentes :

1° On a cherché à les chasser de l'hôpital;

2° On leur a fermé autant que possible l'accès de la surface des plaies;

3° On s'est adressé à des agents capables de les détruire sur place (pansements antiseptiques).

Ces trois voies différentes sont toutes trois conformes aux découvertes de la science. Elles ont toutes trois contribué dans une certaine limite à affranchir la chirurgie des accidents infectieux des plaies. Il est nécessaire de nous y arrêter un moment pour montrer sur quelle base est établie notre nouvelle méthode d'occlusion antiseptique des plaies.

1° Pour chasser de l'hôpital les germes infectieux, on s'est adressé à l'hygiène hospitalière. En évitant l'agglomération des blessés et des malades, en ouvrant largement les salles, en les aérant, en les ventilant, en nettoyant, en un mot, leurs parois, leur matériel et leur atmosphère, on est parvenu à assainir les hôpitaux; on y a diminué d'une façon notable la fréquence des accidents infectieux. Il serait trop long d'énumérer ici les travaux de tous ceux qui ont suivi cette voie et les discussions de la Société de chirurgie et de l'Académie de médecine qui ont trait à l'hygiène des hôpitaux et des maternités. Nous y avons consacré des chapitres spéciaux dans nos comptes rendus cliniques publiés à Strasbourg. Jusque dans ces derniers temps, c'est à l'hygiène hospitalière seule que nous avons dû nos succès. Qu'il nous soit permis de citer un exemple inédit de son influence. Chargé après la guerre d'un service chirurgical important à l'hôpital militaire de Lyon, nous y avons trouvé l'érysipèle, l'infection purulente, la pourriture d'hôpital même, maîtres des salles qui nous étaient confiées. Nous avons obtenu non sans peine, et grâce seulement au bienveillant appui de notre médecin en chef, M. Marmy, que les salles fussent nettoyées de fond en comble; nous les avons fait ouvrir largement à tous les vents pendant trois ou quatre heures par jour, malgré le froid de l'hiver; on a lavé ou renouvelé le matériel et la literie. Les accidents infectieux ont disparu, et là où on avait été réduit à se croiser les bras, une chirurgie très-active a été couronnée de succès.

C'est donc à tort que M. A. Guérin, dans une de ses récentes communications à l'Institut, a mis en doute les services rendus à la chirurgie par l'hygiène hospitalière, semblant faire entendre que tout ce qui a été fait jusqu'ici dans cette voie était de nulle valeur. La raison qu'il donne lui-même des succès obtenus par ses pansements ouatés est en opposition avec une pareille assertion. Pourquoi met-il sur les plaies ces couches étendues, épaisses et comprimées d'ouate, si ce n'est pour les préserver de l'air des salles et des germes infectieux qu'il contient. La compression, l'immobilité, la température constante, sont des conditions favorables réalisées par ses pansements, mais elles ne sont qu'accessoires et elles ont été obtenues avant les pansements ouatés. Ce n'est pas là la principale cause des succès de sa méthode.

2° Pour fermer aux microzoaires et aux ferments l'accès des plaies, on s'est adressé à bien des méthodes, à bien des procédés différents. Ce n'est pas toujours là, il est vrai, le but qu'on poursuivait; mais c'est celui qu'on atteignait dans les cas favorables. Nous nous contenterons de signaler parmi ces méthodes :

La section sous cutanée;

La réunion immédiate;

La dessiccation des plaies et la réunion sous-crustacée;

Les différents modes d'occlusion des plaies;

Les pansements ouatés et ouato-silicatés;

Les pansements de Gaujot.

Les derniers, qui sont de date récente, agitent encore actuellement les Sociétés savantes. Malgré leurs avantages incontestables, ils rencontrent encore en France beaucoup d'opposition, et l'étranger ne leur a pas fait jusqu'ici un accueil favorable. Nous reprendrons plus loin leur étude critique.

3° Pour détruire sur place les germes infectieux, on s'est adressé aux agents antiseptiques. Depuis longtemps déjà on avait reconnu l'influence favorable qu'ils exercent sur la marche des plaies et des suppurations l'empirisme dans cette voie avait de-

vancé la science. Presque toutes les substances capables de tuer
ou d'arrêter le développement des ferments ou des microzoaires
ont été tour à tour employées et prônées : chlore et chlorures,
permanganate de potasse, sulfates de fer et de cuivre, perchlorure
de fer, acide phénique, coaltar et ses composés, alcool, camphre,
etc., etc. On a varié à l'infini leur mode d'emploi. On les a incor-
porées de mille façons aux topiques destinés aux plaies et aux objets de pansement. Il serait trop long d'énumérer ici les méthodes
et les procédés de pansement qui ont leur action pour base.
Qu'il nous suffise de nous arrêter un moment sur la dernière
venue parmi ces méthodes, sur celle de Lister. Elle est basée sur
les propriétés de l'acide phénique et jouit actuellement d'une
grande vogue en Angleterre, en Écosse, en Allemagne et aux
États-Unis.

La méthode en elle-même n'a pas varié, mais les procédés ont
varié à l'infini. Il suffit de suivre les modifications continuelles
qu'ils ont subies de la part de Lister et de ses élèves pour prévoir
qu'ils n'ont pas encore atteint la perfection. Au début, les pansements de Lister étaient assez simples : on se bornait à recouvrir
les plaies d'une solution concentrée d'acide phénique dans de
l'huile de lin; petit à petit ils devinrent plus compliqués, et il faut
actuellement pour les réaliser des précautions et des soins infi-
nis, ainsi qu'un formidable arsenal d'appareils pulvérisateurs et
d'objets de pansements phéniqués. Allez donc envelopper, dans
la pratique habituelle, tout le champ opératoire, l'opérateur, l'opéré
et les aides, dans une atmosphère d'acide phénique pulvérisé!

Les pansements ouatés et ouato-silicatés, sous une apparence
de stabilité plus grande, n'en subissaient pas moins des modifications sensibles. On augmentait de plus en plus l'épaisseur de la
couche de coton isolante. On la prolongeait jusqu'à la racine du
membre, qu'on ne tardait pas à dépasser; on la tassait de plus en
plus par des tours de bande serrés et multipliés au point d'exer-
cer une compression dangereuse; enfin, on la collait sur la peau
du membre au moyen de la colle de gomme, ou on l'enduisait de
silicate de potasse. Le dernier venu de ces pansements, celui de
Gaujot, se pratique de la façon suivante : application sur les plaies,
sans sutures et sans emploi d'aucune substance médicamenteuse,
de lames de papier d'élan agglutinées par de la glycérine et recouvertes d'une épaisse couche d'ouate non comprimée; un
manchon de taffetas enveloppe tout l'appareil. C'est là, bien cer-

tainement, un excellent pansement par occlusion et qui évite la compression exagérée du pansement ouaté, mais il est plus compliqué que lui.

Bientôt donc, ces pansements ouatés n'avaient plus que l'apparence de la simplicité.

Comme beaucoup de chirurgiens, j'ai longtemps hésité à employer les pansements ouatés. Que se passerait-il sous cette épaisse carapace de coton comprimé? Pourquoi maintenir la plaie dans un bain permanent de pus souvent infect? Entraîné par l'exemple, décidé par les succès publiés, j'ai fait des pansements ouatés, timidement d'abord, puis avec plus de hardiesse. J'en ai étudié les avantages et les inconvénients, et j'ai reconnu que, même en employant la méthode dans toute sa rigueur, si les liquides qui s'écoulent de la plaie sont abondants, et surtout en été, l'odeur ne tarde pas à devenir rapidement intolérable; la fièvre s'allume et des accidents infectieux se manifestent (résection du genou). Au tronc (amputations du sein, par exemple), la méthode n'est pas applicable. A la racine des membres (résection et désarticulation de l'épaule et de la hanche), elle devient d'une application excessivement difficile. Enfin, nous savons que des cas de gangrène due à la compression et que des hémorrhagies méconnues ont pu se produire sous les pansements ouatés.

Si M. A Guérin affirme que ces accidents et que cette putridité ne se produisent pas chez ses opérés, nous sommes en droit de dire, n'ayant pas été le seul à les constater, que l'application du pansement ouaté présente souvent d'énormes difficultés et qu'elle réclame une habileté peu commune et une habitude difficile à acquérir.

La conclusion qu'il est permis de tirer de ces faits d'observation généralement admis est la suivante : l'ouate seule ne suffit pas, dans bien des cas, à prévenir la putréfaction des liquides sécrétés par les plaies et les accidents qui en sont la conséquence, car on ne peut sans inconvénient multiplier, prolonger et comprimer indéfiniment ses couches qui recouvrent les parties blessées. De plus, le raisonnement basé sur les théories de Pasteur nous dit qu'il nous arrivera souvent d'enfermer sous l'ouate des germes de putréfaction : l'ennemi sera dans la place. Aussi, A. Guérin recommande-t-il de ne jamais enlever et renouveler le pansement ouaté dans les salles de malades. Mais le local que nous aurons choisi pour opérer et pour panser nos blessés sera-t-il et restera-

t-il absolument vierge de tout germe infectieux? C'est peu proba-
ble. Chaque renouvellement de pansement devient donc un danger; aussi voyons-nous l'auteur de la méthode recommander de
laisser le même pansement en place pendant trois semaines, un
mois et plus. Mais si nos éponges, nos doigts, nos instruments,
l'air ambiant ont déposé sur la plaie des germes de putréfaction,
où en serons-nous après trois semaines ou un mois d'occlusion?

Le pansement ouaté n'est qu'un antiseptique physique, il n'agit
que par filtration; le raisonnement conduit donc à soutenir son
action par des antiseptiques chimiques.

Les succès incontestables de Lister indiquaient l'acide phénique
comme un des meilleurs antiseptiques chimiques auxquels on pût
s'adresser en chirurgie. Cet acide a malheureusement bien des
inconvénients. Il est volatil et au bout de quelques jours il n'en
reste plus de traces dans le pansement. En solution huileuse ou
alcoolique assez concentrée, c'est un caustique très-énergique,
très-douloureux. Il nous a aussi semblé ralentir et retarder la
cicatrisation des plaies.

Le chlore et les chlorures présentent les mêmes inconvénients
sans plus d'avantages.

L'alcool est trop volatil, son action est éphémère.

Le permanganate de potasse s'oxygène très-vite et perd ses
propriétés désinfectantes. Très-caustique en solution concentrée,
il n'est pour les plaies qu'un topique défectueux au point de vue
du bourgeonnement.

Enfin, le prix excessif de la quinine m'a détourné de son emploi. On pourrait très-probablement l'utiliser avantageusement
comme antiseptique, car elle détruit rapidement les organismes
inférieurs.

Je me suis adressé au goudron végétal et au coaltar dont les
propriétés désinfectantes sont depuis longtemps connues. Quelques expériences comparatives, toutes favorables au premier de
ces produits, m'ont vite décidé à abandonner le second dont
l'odeur est désagréable et dont l'action sur les plaies est plus
douloureuse.

J'avais d'abord constaté la puissance antiputride du goudron
par l'expérience suivante :

Un morceau de viande de bœuf enduit de goudron, enveloppé
d'une couche d'ouate épaisse d'un travers de doigt et d'une
bande modérément serrée enduite elle-même de goudron, s'est

conservé, en se desséchant, pendant trois mois d'été. La même expérience faite sans goudron a abouti à une putréfaction assez rapide. Au bout de dix jours, la chair musculaire était diffluente et infecte.

Un morceau de viande en voie de putréfaction est enduit de goudron et enveloppé comme précédemment. Au bout d'un mois, la putréfaction, loin d'avoir fait des progrès, s'est arrêtée. La chair musculaire s'est momifiée. Elle a l'odeur du goudron.

J'ai appliqué du goudron pur (goudron de Norwége) sur de petites plaies fraîches ou recouvertes de bourgeons charnus, et j'ai reconnu que c'est un excellent topique. Sous son influence, les granulations sont petites, fermes, vermeilles; le pus est épais et de bonne qualité. Il s'émulsionne avec une petite quantité de goudron qui lui communique son odeur et qui le colore légère-ment. Au moment où on applique le goudron sur la plaie, il pro-voque une légère cuisson, très-passagère, comparable, au dire des malades, à l'action de l'eau fortement aiguisée d'alcool.

J'ai ensuite constaté qu'on peut enduire de coton les téguments sans qu'il en résulte aucun accident, quelque prolongé que soit le séjour sur la peau de l'enduit qui la couvre.

Les liqueurs de goudron, solutions de goudron dans de l'eau alcalinisée par la soude (goudronate de soude), lorsqu'elles sont bien préparées, sont sans action fâcheuse sur les plaies qu'elles détergent et désinfectent rapidement. Un chimiste de Bourges, L. Boulé, prépare une de ces solutions, contenant environ 10 p. 100 de goudron, sans excès de soude et sans causticité. Elle possède les principales qualités du goudron d'où elle provient et peut servir, pure ou étendue d'eau, au lavage des plaies, remplaçant avan-tageusement l'acide phénique auquel j'ai complétement renoncé.

Armé de ces données, j'ai pratiqué l'occlusion antiseptique des plaies de la façon suivante :

La plaie est lavée, au moyen d'un irrigateur, avec de l'eau cou-pée d'un tiers de liqueur de goudron, puis elle est couverte d'une bonne couche de goudron qui s'étend jusqu'aux articulations voisines, si c'est aux membres, et jusqu'à 12 ou 15 centimètres des lèvres de la plaie, si c'est au tronc. Une coque d'ouate suffi-samment serrée, épaisse de deux bons travers de doigt, recouvre et dépasse un peu toutes les parties enduites de goudron. Quel-ques légers plumasseaux d'ouate sont interposés aux lèvres de la plaie. Cette première couche d'ouate est tassée et maintenue par un bandage roulé. On badigeonne alors tout le pansement avec du goudron chaud et on le recouvre d'une feuille d'ouate et d'une bande roulée, maintenue par quelques courroies de fil. Cette dernière partie du pansement ne joue qu'un rôle de protection et de propreté : elle prévient les taches de goudron.

Lorsqu'on veut enlever ce pansement au bout de 5, 10, 13, 15, 20 jours, après l'avoir débarrassée de sa coque protectrice, on coupe avec des ciseaux la bande goudronnée; sous elle le coton a une légère teinte jaunâtre; on le divise avec deux pinces ou avec les doigts. La couche profonde est adhérente à la peau, et sur le bord du pansement, dans l'étendue de un ou deux travers de doigt, on ne parvient pas à découvrir la surface épidermique sur laquelle le goudron s'est séché. Un peu plus loin, cette couche profonde se détache en entraînant avec elle les feuillets les plus superficiels de l'épiderme qui forment avec le goudron et le coton une véritable membrane noire, souple, suffisamment adhérente et résistante, imperméable et moulée sur la surface du membre. Au voisinage de la plaie, cette membrane, déjà détachée de la peau dans une étendue variable suivant l'abondance de la suppuration, forme une poche dans laquelle est ramassée le pus. La peau, littéralement décapée, est légèrement rosée et recouverte d'une couche épidermique fine et souple.

Telle est l'adhérence de cette membrane à la peau que si on n'a pas pris la précaution de raser toutes les parties pileuses, on ne peut pas la détacher sans arracher avec elle tous les poils, ce qui devient excessivement douloureux et rappelle le traitement de la teigne par la calotte de poix.

Tant qu'on n'a pas entamé cette membrane artificielle, on ne perçoit qu'une légère odeur de goudron. Dès que la poche qui contient le pus est détachée, l'odeur du goudron est un peu modifiée; elle est plus acide, plus pénétrante et moins agréable, sans toutefois changer de nature. On ne saurait jamais la comparer, même après trois semaines, à l'horrible puanteur de certains pansements ouatés.

Le pus est jaunâtre; il contient du goudron en émulsion; la plaie a en général un fort bel aspect. Il m'est arrivé parfois de rencontrer des bourgeons charnus exubérants que je réprimais avec le nitrate d'argent. Habituellement, les bords de la plaie sont souples, indolents, et l'absence d'inflammation qu'on y constate est vraiment remarquable, même dans les plaies déchirées et meurtries produites par des éclats d'obus. Lorsque les liquides se font jour jusqu'à la surface du pansement, on rencontre quelquefois de l'érythème cutané dans toutes les parties où le goudron a été séparé de la peau par la suppuration. Quelques jours plus tard, et la putréfaction faisant des progrès, l'épiderme ramolli se détache et le derme est à nu. Ce léger accident s'observe dans les mêmes conditions lorsqu'on a recours au pansement ouaté simple.

Lorsque la plaie est découverte, je l'irrigue à grande eau avec une solution tiède contenant environ un tiers de liqueur de goudron; j'essuie les parties mouillées et je réapplique le pansement. Combien de jours convient-il de laisser le pansement en place? Après quelques tâtonnements, je suis arrivé à une moyenne de dix jours. J'ai toutefois reconnu qu'il ne saurait y avoir ici de limite invariable. J'abrége un peu son séjour en été et lorsque la suppuration est très-abondante (10, 8, même 6 jours). Lorsque le suintement sanguinolent des premiers jours est abondant (plaies par éclat d'obus), on peut être forcé de renouveler le pansement plus tôt encore : vers le quatrième ou le cinquième jour, il se durcit par la dessiccation du sang qui l'imbibe et cause de la douleur. Il faut l'enlever. *Je le renouvelle toujours dès que je vois des taches brunâtres se former dans les parties déclives de l'appareil.* Il se produit alors une odeur *sui generis* rappelant celle du pus dans la poche que j'ai décrite. Cette dernière a subi quelque éraillure sous l'influence du poids et de la pression du liquide qu'elle contient, et le pus a filtré à travers le coton, où il s'est fait jour en décollant la membrane goudronnée jusqu'au bord du pansement. Il ne faut pas exagérer la rareté des pansements, ni tomber d'un extrême dans l'autre. Nous sommes même persuadé que la méthode d'A. Guérin gagnerait beaucoup à des changements plus fréquents. Il est vrai qu'il craint d'introduire dans la plaie des germes infectieux, c'est un danger que nous ne courons pas, puisque notre mode de pansement les détruit.

De même il n'est pas nécessaire de prolonger l'usage des pansements par occlusion antiseptique jusqu'à complète cicatrisation. Lorsque la cicatrice n'a plus qu'à se recouvrir de son feuillet épithélial, elle se trouve mieux de pansements qui ne la maintiennent pas dans un bain permanent : elle a besoin d'air et de dessiccation.

On a dit que mes pansements par occlusion n'étaient qu'une modification du pansement ouaté. On a soutenu aussi qu'ils dérivaient de la méthode de Lister. Peu importe leur parenté, pourvu qu'ils soient bons. Le coton, du reste, n'est pas nécessaire dans leur composition. Je les ai pratiqués d'abord avec de l'étoupe goudronnée, puis avec de la filasse. J'ai employé tantôt de l'ouate de coton cardé de première qualité et tantôt l'ouate la plus grossière; les résultats sont restés à peu près les mêmes, et je n'hésiterais pas à utiliser la charpie ordinaire, la bourre de soie ou de laine et même le duvet. Mais l'ouate de coton de belle qualité est d'une application plus facile; la pression qu'elle exerce est plus douce et le pansement est surtout plus facile à enlever.

Il suffit d'une livre à une livre et demie de cette substance pour pratiquer un pansement par occlusion antiseptique absolument irréprochable. Nous sommes loin des chiffres indiqués par A. Guérin et ses partisans.

L'occlusion antiseptique par les procédés que j'indique est donc des plus faciles et des moins coûteuses. Elle nécessite infiniment moins de coton que les pansements ouatés ou ouato-silicatés, et, point capital suivant moi, grâce au goudron, qui fait adhérer à la peau le fourreau d'ouate enveloppant le membre, il n'est pas nécessaire de soumettre ce dernier à une compression si excessive que la gangrène a pu en résulter. L'occlusion, l'immobilité, le repos, la désinfection sont ainsi assurés sans danger d'étranglement.

L'occlusion antiseptique n'exclut pas les tentatives de réunion immédiate. La suture étant faite, je la recouvre d'une couche de collodion, puis j'applique le goudron et le coton. Peut-on dans ce cas supprimer le goudron sans inconvénient? Peut-être. Je ferai remarquer toutefois qu'en collant le pansement sur la peau dans une assez grande étendue, il contribue à assurer l'immobilité et la parfaite occlusion de la plaie, circonstance éminemment favorable à la réunion. En tout cas, il faudra lever le pansement le second ou le troisième jour pour enlever les sutures. Nous concédons volontiers que l'occlusion antiseptique dans la réunion immédiate prête à la discussion au point de vue de son utilité.

Mais il n'en est pas de même dans les plaies par coup de feu ou par éclat d'obus. Nous avons eu l'occasion d'appliquer le pansement par occlusion antiseptique dans un coup de feu de la main avec fracture du 1er métacarpien produit par un revolver, et dans deux plaies larges et profondes produites par des éclats d'obus. Les résultats obtenus ont dépassé de beaucoup nos espérances. La plaie de la main, quoique produite à bout portant, débarrassée de quelques petites esquilles primitives, a à peine suppuré. Il a suffi de trois pansements en trois semaines pour amener la cicatrisation à fleur de peau. Pour qui connaît les complications inflammatoires habituelles des coups de feu de la main, la facilité et la rapidité de ce succès sont vraiment remarquables.

Chez le blessé atteint par deux éclats volumineux d'un obus qui lui éclata presque entre les mains, les bords des plaies n'ont présenté presque aucune trace d'inflammation; la peau est restée souple, indolente et sans gonflement jusque contre l'escarre, et les membres blessés n'ont présenté aucune augmentation de volume. Au dixième jour, un érysipèle, importé de l'hôpital du camp par les infirmiers qui me servaient d'aide, a momentanément changé la scène. Il n'a présenté aucune gravité et s'est rapidement limité malgré la nature et l'étendue des deux plaies. Je présenterai plus loin le résumé de cette observation, suivie avec intérêt par mes collègues Baudon, Mabillat et Autellet qui m'ont assisté dans les pansements.

Les blessés de l'armée sont donc appelés à profiter du pansement au goudron. La plaie une fois débarrassée de ses complications primitives, hémorrhagies, corps étrangers, esquilles libres, peut être sans crainte livrée à l'occlusion antiseptique; s'il y a fracture, des attelles malléables en toile métallique compléteront le pansement qui n'aura pas besoin d'être renouvelé souvent. Le service chirurgical des ambulances sera ainsi considérablement facilité. Les terribles effets de l'encombrement des blessés seront moins à redouter. On cessera d'avoir à lutter contre les complications des plaies qui ont pour berceau les ambulances. Enfin, le transport des blessés présentera moins d'inconvénients et moins de difficultés, car le premier pansement pourra rester en place jusqu'à ce que celui qui en est pourvu soit arrivé à destination.

Quelle simplification aussi dans le matériel de nos ambulances!

Mais il ne faut pas s'attendre à pouvoir laisser le pansement en place, dans les coups de feu et les plaies d'obus, aussi longtemps que dans les plaies chirurgicales. L'écoulement sanguin, puis sanguinolent des premiers jours est souvent assez considérable pour imbiber le pansement, qui se dessèche, durcit et prend de l'odeur dès que la sanie purulente vient s'y joindre. Dans l'observation du lieutenant D..., j'ai cru devoir changer les appareils le cinquième et le sixième jour. Aucun accident ne s'était produit, mais le bord des manchons enveloppant les cuisses était taché et durci vers les parties déclives, et une légère odeur de suppuration se mêlait à celle du goudron. C'était la première fois que j'employais l'occlusion antiseptique dans une plaie par éclat d'obus; je n'étais pas sans une certaine appréhension, quoique l'état général du blessé et l'absence de douleur se soient montrés de nature à me rassurer. J'ai peut-être renouvelé les pansements chez le lieutenant D.... plus souvent qu'il n'eût été nécessaire. Il n'en est résulté aucun inconvénient pour le blessé, et j'y ai gagné d'avoir pu suivre très-exactement la marche de la cicatrisation sous la carapace goudronnée qui fermait hermétiquement les plaies.

Je n'ai eu que deux fois l'occasion d'employer l'occlusion antiseptique dans des blessures de guerre, et je ne désire pas l'expérimenter prochainement sur une plus large échelle, mais dans la pratique chirurgicale habituelle j'y ai eu recours, depuis un an, avec un succès qui ne s'est pas démenti dans :

Une amputation de cuisse;

Deux amputations de jambe;

Trois amputations du sein;

Une résection du coude;

Une résection du genou;

Une plaie, par coup de feu, de la main avec fracture du premier métacarpien;

Deux plaies, par éclat d'obus, des membres inférieurs;

Deux arthrites suppurées (2e articulation de l'annulaire et carie scrofuleuse du coude, cette dernière actuellement en traitement);

Un certain nombre de plaies simples et de plaies contuses (coupures, coups de pied de cheval, plaies contuses proprement dites).

Il serait trop long de reproduire ici toutes ces observations; j'en choisis quatre qui me semblent établir suffisamment la valeur de la méthode, ayant été, par la nature de la lésion, les moins favorables à son application.

Obs. I. — Résection du genou, occlusion antiseptique, guérison.

Beranger, route d'Orléans, n° 27, garçon de huit ans, atteint depuis deux ans d'une arthrite du genou gauche, traitée depuis six mois par le redressement, précédé de la section du tendon du biceps, et par l'immobilité. L'enfant m'est présenté le 15 mai, comme condamné à subir l'amputation de la cuisse.

Amaigrissement notable, fièvre hectique, poumons sains; le genou malade est globuleux, rouge, douloureux à la pression; les moindres mouvements qui lui sont communiqués arrachent des cris au petit malade; trois trajets fistuleux existent au niveau du tendon du biceps. Il s'en écoule une sanie purulente et par l'un d'eux le stylet pénètre dans du tissu osseux raréfié. La jambe est subluxée en arrière et en dehors; elle est, ainsi que la cuisse, notablement atrophiée; le pied, qui n'a pas été soutenu par l'appareil, a la position du pied équin.

Les parents et les frères de cet enfant sont sains et bien portants. L'affection du genou est la seule qui se révèle à notre examen. Il est assez difficile d'obtenir sur son début des renseignements bien clairs; elle semble d'origine traumatique.

Je me décide à entreprendre chez cet enfant la résection du genou; je la pratique le 25 mai de la façon suivante, avec l'aide de mes collègues, MM. Baudon et Oger.

Incision légèrement courbe partant de la partie supérieure et moyenne de la face interne du condyle interne et aboutissant au bord interne du tendon rotulien à son insertion au tibia. Une gouge plate, courbée légèrement sur son plat, détache les insertions fémorales du ligament latéral interne. Les surfaces articulaires, écartées par la flexion de la jambe en dehors, permettent de détacher les insertions tibiales des ligaments croisés. Le fémur est luxé à travers la plaie; la gouge détache les insertions fémorales du ligament latéral externe.

La moitié antérieure des condyles forme une niche séquestrale dans laquelle est enchâssé un séquestre raréfié, gros comme une petite noix, provenant de la partie postérieure des condyles fémoraux. Toute l'épiphyse fémorale est ramollie, ses cartilages sont détruits; les surfaces cartilagineuses de la rotule et du tibia sont ulcérées par places jusqu'à l'os sous-jacent, qui a conservé sa consistance normale.

Un trait de scie détache l'épiphyse fémorale au-dessous du cartilage de développement. Une cavité fongueuse qui existe à la partie postérieure du plan de section est soigneusement évidée. Les os sont remis en rapport.

Jusque-là, grâce à l'appareil d'Esmarch, le petit malade n'avait pas perdu une goutte de sang. Le tube de caoutchouc qui étreignait la partie supérieure de la cuisse étant lâché, il se produisit un écoulement de sang en nappe qu'il fut difficile d'arrêter.

Pansement ouaté de l'extrémité à la racine du membre, compression assez énergique, gouttière postérieure en toile métallique. Je n'osais pas encore employer le goudron dans un traumatisme aussi considérable.

Le lendemain et les jours suivants, la fièvre et l'agitation sont très-vives, le thermomètre se maintient au-dessus de 39°. Peu de sommeil, inappétence, quoique une livre et demie d'ouate ait été employée pour le pansement (le membre est très-petit); dès le second jour, les parties déclives de l'appareil sont imbibées de sang et de sanie. Bientôt l'odeur devient intolérable, et le sixième jour je suis forcé de renouveler le pansement (1er juin).

4 juin. L'état général est le même, le pansement est taché par les liquides qui s'écoulent de la plaie. Je l'imbibe d'alcool phéniqué,

7 juin. L'odeur exhalée par l'appareil est excessivement fétide; cependant le petit malade est plus calme, son appétit s'est relevé. Le pansement ouaté est remplacé par un pansement par occlusion antiseptique.

Dans tous les points baignés par le pus, la peau étant exulcérée, l'application du goudron fut très-douloureuse, mais au bout de dix minutes l'enfant cessa de se plaindre. Les lèvres de la plaie, très-tuméfiées et œdémateuses, furent enduites de goudron, comme la peau de la cuisse et de la jambe.

Du 7 au 21 juin, l'état général s'améliora d'une façon notable; l'enfant cessa de se plaindre de son genou; son appétit se releva, les nuits furent calmes. Ce n'est qu'à partir du 18 qu'à l'odeur du goudron vint se mêler celle de la suppuration qui s'était fait jour vers la partie inguinale et dans les points déclives de l'appareil.

21 juin. Le membre est découvert; les excoriations de la peau sont moins étendues; elles n'existent que dans les points où le goudron a été séparé de la peau par la suppuration, et sont surtout prononcées vers le bord du pansement, tandis que les lèvres de la plaie sont saines et rosées. Le pansement goudronné est réappliqué comme le 7 juin. On n'y consacre qu'une livre d'ouate de coton, encore est-elle de la dernière qualité.

1er juillet. L'état général ne laisse plus rien à désirer. La suppuration ne s'est pas fait jour à la surface de l'appareil, qui n'exhale qu'une légère odeur de goudron. Le membre est découvert; la plaie a bel aspect; le pus est ramassé dans une poche, il est jaunâtre et son odeur se mêle à celle du goudron sans fétidité; la membrane formée par le coton, le goudron et les couches superficielles de l'épiderme, se détache assez facilement et laisse à découvert une peau parfaitement saine. Même pansement.

12 juillet. L'appareil est traversé depuis la veille par la suppuration, il exhale un peu d'odeur. La plaie est en bonne voie de cicatrisation; ses bourgeons exubérants sont réprimés avec le nitrate d'argent. Même pansement.

Du 12 juillet au 2 septembre. Le pansement par occlusion antiseptique est pratiqué trois fois, en mon absence, par MM. Baudon et Autellet. Il est resté jusqu'à trois semaines en place. Au début du mois d'août, l'enfant a souffert assez longtemps d'une diarrhée dyssentérique qui l'a beaucoup affaibli.

2 septembre. La plaie de l'opération est comblée par des granulations qui forment un bourrelet assez large traversé par un trajet fistuleux. Un second trajet fistuleux (antérieur à l'opération) existe à la partie postérieure. Le stylet n'y découvre aucune surface osseuse. L'extrémité inférieure du fémur est globuleuse, indolente à la pression; elle forme en avant une saillie assez notable, dans laquelle sont noyés la rotule et le tendon rotulien qui ont été conservés. L'ankylose n'est pas faite. La suppuration étant peu abondante, je remets l'appareil, sans goudronner le membre, après avoir cautérisé au nitrate d'argent les bourgeons charnus et les trajets fistuleux. Je force autant que possible la flexion du pied. Vin de quinquina, huile de foie de morue, régime animal.

12 septembre. Je trouve l'enfant debout sur son lit. Il s'appuie sur la jambe reséquée. Il a bonne mine et bon appétit, dort trèsbien et ne souffre plus. Je supprime les pansements goudronnés. Je les remplace par des bandelettes de diachylon qui, renouvelées tous les trois jours, permettront de faire dans les trajets fistuleux des injections de nitrate d'argent. Attelle postérieure embrassant la demi-circonférence de la jambe et de la cuisse. Le pied est chaussé d'une pantoufle. L'enfant est pourvu d'une paire de béquilles et commence à marcher quoique l'ankylose ne soit pas complète.

A la fin de septembre, la plaie de l'opération est cicatrisée; la fistule postérieure reste ouverte. Pansement simple, même appareil, car le genou n'est pas encore ankylosé.

10 novembre. La fistule postérieure est fermée; même régime, même pansement; l'enfant court les rues avec une seule béquille, s'appuyant sur le membre réséqué, bien que l'articulation du genou présente encore un certain degré de mobilité et que le pied

soit assez équin pour ne porter sur le sol que par sa partie antérieure.

20 novembre. La fistule postérieure s'est rouverte depuis
trois jours; même état général et local; injections de nitrate
d'argent.

4 décembre. Le membre est dans l'état suivant : la plaie de
l'opération est fermée par une cicatrice résistante, la forme globuleuse du genou tend à disparaître, l'extrémité inférieure du fémur est aplatie, un peu plus large que du côté sain; on retrouve
difficilement la saillie de la rotule et du tendon rotulien, qui ne
devient bien distinct que vers son insertion au tibia. Le tibia est
un peu subluxé en arrière, un très-léger degré de flexion existe
entre la jambe et la cuisse. L'ankylose n'est pas absolue. La fistule postérieure s'ouvre de temps en temps pour donner passage
à quelques gouttes de pus. Pas de douleur à la pression. L'enfant
court en s'aidant d'une canne, dont il peut se passer pour marcher. L'état général est excellent, les muscles du membre opéré
ont repris du volume; l'équinisme du pied tend à s'effacer, le
raccourcissement est de 3 centimètres.

2 janvier. L'état général et l'état local sont sensiblement sta-
tionnaires. L'enfant fait à pied 4 kilomètres avec l'aide d'une
canne.

4 mars. Les fistules sont fermées, l'état général est excellent.
L'enfant marche et court facilement avec l'aide d'une canne.

L'action du goudron nous a semblé ici des plus manifestes; à
partir du moment où il a été employé, la fièvre est tombée, l'appétit et le sommeil ont reparu; l'odeur qui devenait rapidement
intolérable, malgré la quantité de coton employée, a fait place à
une odeur balsamique sensible seulement quand on découvrait
l'appareil; les pansements se sont espacés sans inconvénients.
L'intervention chirurgicale a été simplifiée et facilitée comme elle
ne l'a jamais été dans une résection du genou. Ce ne fut pas là
un service de médiocre importance, car chez cet enfant nerveux,
remuant et indiscipliné, chaque pansement devenait une lutte.

L'observation suivante semble aussi décisive, quoiqu'elle n'ait
pas pour conclusion la guérison de la malade.

*Obs. II. — Caries scrofuleuses, multiples pansements par occlu-
sion antiseptique. — Amélioration notable. —* N° 1, rue du Chariot.

Marie Bouligeon, 19 ans, a joui d'une excellente santé jusqu'à
l'âge de 16 ans, époque à laquelle elle est entrée comme ser-

vante à l'Hôtel-Dieu de Bourges. Au bout d'un an de services, elle fut prise d'accidents scrofuleux qui s'aggravèrent et se généralisèrent assez rapidement. Après quelques mois de séjour dans les salles de malades, elle rentra chez ses parents, n'ayant éprouvé aucun soulagement des traitements auxquels on l'avait soumise. Pendant un an, elle resta chez elle, ne recevant que de loin en loin la visite du médecin du bureau de bienfaisance. Elle tomba dans un état de misère et de détresse effrayant. Appelé près d'elle, je la trouve couchée dans le décubitus dorsal ; le bras gauche, à demi fléchi, repose sur un coussin imbibé de pus infect ; l'articulation du coude a la forme d'un gros fuseau courbé, œdémateux et aplati. Le haut du bras est gros comme trois doigts ; la main et l'avant-bras sont œdémateux. On soulève le bras, non sans provoquer de vives douleurs ; je trouve la peau de la face interne qui repose sur le coussin détruite par un vaste ulcère qui occupe le tiers supérieur de l'avant-bras et le tiers inférieur du bras. De nombreux trajets fistuleux conduisent sur les os du coude qui sont cariés. Je trouve en outre : 1° un ulcère (par décubitus?) grand comme la paume de la main sur l'omoplate gauche ; 2° un ulcère scrofuleux couvert d'une croûte épaisse sous l'oreille gauche ; 3° un ulcère analogue sur l'épitrochlée du bras droit ; 4° un trajet fistuleux largement ulcéré qui conduit le stylet sur un point carié de l'épiphyse supérieure du tibia droit ; 5° deux trajets fistuleux qui aboutissent à l'extrémité antérieure des deuxième et troisième métacarpiens droits.

La maigreur est squelettique, la pâleur est extrême ; pas d'appétit, pas de sommeil, selles diarrhéiques fétides, fièvre hectique.

Le résultat de cet examen était vraiment désespérant, il n'y avait pas évidemment à penser à une intervention chirurgicale, du moins pour le moment, et abandonner cette malheureuse à son état, c'était la vouer à une mort certaine et très-prochaine. D'un autre côté, il m'était impossible de venir tous les jours lui faire les pansements longs et compliqués que réclamait son état. Je me décidai donc à pratiquer chez elle l'occlusion antiseptique, me promettant d'en surveiller attentivement les effets, surtout au début.

6 mai. Le bras gauche est lavé avec de l'eau coupée d'un tiers d'eau de goudron ; tous les trajets fistuleux sont seringués vivement avec le même liquide. Une couche de goudron est appliquée au pinceau sur tout le bras et l'avant-bras. Elle provoque sur l'ulcère une cuisson assez vive. Le membre est ensuite enveloppé d'ouate depuis le milieu du métacarpe jusqu'à l'épaule; cette première enveloppe, suffisamment serrée par une bande, a deux ou trois travers de doigt d'épaisseur. Elle est badigeonnée de goudron chaud, puis recouverte d'une feuille d'ouate. Une de mes attelles en toile métallique, avec une bande et quatre courroies de fil, complète le pansement qui immobilise suffisamment l'articulation malade.

Tous les autres ulcères sont pansés de la même manière. Des personnes charitables fournissent à la malade de la viande, du vin, de l'eau de Kreuznach, de l'huile de foie de morue.

8 mai. Les pansements ont soulagé la malade, elle a un peu dormi, elle a pris un peu de nourriture.

10, 12, 14 mai. Le mieux s'accentue lentement, mais d'une façon continue. A l'horrible puanteur qu'exhalait la malade a succédé une odeur de goudron très-supportable.

16 mai. L'appareil du bras gauche est percé par la suppuration au niveau du coude, du côté de l'épaule; le pus a coulé sous le pansement, en le décollant, vers les reins. Tous les pansements sont renouvelés; les plaies ne présentent encore aucune modification sensible. La malade a plus d'appétit, plus de sommeil; la diarrhée a cessé; en un mot, l'état général est sensiblement meilleur.

28 mai. Les pansements sont renouvelés dans les mêmes conditions. La malade passe une partie de la journée assise sur son lit, le bras soutenu par des coussins. Elle prend par jour le quart d'un litre d'eau de Kreuznach et 80 grammes d'huile de foie de morue.

12 juin. Les ulcères du cou, de l'épaule gauche et du coude droit sont en bonne voie de cicatrisation. Ils sont cautérisés au nitrate d'argent, et couverts d'un petit pansement simple qui sera renouvelé tous les jours par la mère de la malade.

Du côté du coude gauche, pas d'amélioration sensible. L'état général est meilleur. On lève la malade dans un fauteuil et on la porte au grand air. Les pansements au goudron sont renouvelés tous les dix ou douze jours, en juin et en juillet. A la fin de juillet, le coude gauche exige seul ce mode d'occlusion. L'ulcère de l'épaule était cicatrisé à la fin de juin, ceux du cou et du coude droit quelques jours plus tard. Les fistules de la jambe et du pied ne sécrètent plus qu'une très-petite quantité de pus. La malade peut faire quelques pas, le bras gauche soutenu par une écharpe. L'eau-de Kreuznach et l'huile sont remplacées par une solution d'arséniate d'ammoniaque prise matin et soir à la dose de 4 milligrammes dans un demi-litre de lait.

3 septembre. Je retrouve cette malade, que j'avais confiée pendant une absence à mes collègues, Dr Oger et Dr Autellet, dans un état vraiment satisfaisant. Elle a pris des forces, des couleurs, un peu d'embonpoint; ses règles ont reparu; la main gauche est désenflée, les doigts sont remués sans provoquer de douleur vers l'articulation malade.

L'état du coude n'a fait, il est vrai, et ne pouvait faire aucun progrès. La résection est impossible à cause des délabrements étendus des parties molles : toute la peau manque à la face interne de l'articulation dans plus du tiers de son périmètre. Je propose à la malade l'amputation du bras. Elle s'y refuse et persiste dans son refus pendant les mois suivants.

15 septembre. Manquant de goudron par suite d'un oubli, j'applique un pansement ouaté, n'employant, il est vrai, que la quantité d'ouate qui me suffit pour le pansement goudronné ($0^k,500$). Le 21, on vient me chercher : la malade souffre et l'odeur du pansement est intolérable. Pansement par occlusion antiseptique.

Jusqu'à la fin de février 1875, les pansements ouatés et goudronnés sont renouvelés, tous les 15 jours, par les parents de la malade, qui ont appris à les appliquer. L'état local reste à peu près stationnaire, si ce n'est un peu plus de solidité de l'articulation malade qui peut se passer de l'attelle métallique. Il est clair que les pansements par occlusion ont fourni tout ce qu'on pouvait en attendre. Des désordres aussi étendus ne sont pas susceptibles de guérison.

Ce n'est que grâce au mode de pansement employé qu'ils ont cessé de s'aggraver et de porter atteinte à la constitution de la malade. Ils sont tenus en échec et restent à peu près inoffensifs, grâce à l'occlusion antiseptique.

Obs. III. — Plaies vastes et multiples des membres inférieurs produites par des éclats d'obus. Pansement par occlusion antiseptique. Guérison.

M. D...., lieutenant d'artillerie, chargeait sur une prolonge un obus de 7 qui, tiré quelques jours auparavant, n'avait pas éclaté. Ce projectile lui échappe, tombe d'un pied de haut, éclate et le renverse grièvement blessé. Un éclat fait à l'abdomen, à gauche de l'ombilic, une contusion avec bosse sanguine grosse comme le poing, écorchure superficielle. Un deuxième éclat volumineux s'enfonce à droite, sous le pli de l'aine; la plaie a quatre travers de doigt de large, elle va jusqu'au col du fémur, qui n'est ni dénudé, ni brisé; elle contient, outre l'éclat d'obus, la clef qui est tordue, la poche du pantalon et son contenu. L'artère fémorale est à nu à l'angle interne de cette plaie; elle continue à battre. Toutes les parties molles sont broyées, décollées, et c'est avec toute là main qu'on explore cette vaste déchirure pour en extraire les corps étrangers qu'elle contient.

Un troisième éclat a frappé la cuisse gauche à sa partie moyenne, rasant la face externe du fémur; il s'est arrêté sous la peau de la face postérieure du membre à laquelle il a pratiqué une plaie assez large pour l'introduction de l'index, mais insuffisante pour lui livrer passage. Un débridement permet de l'extraire et avec lui quelques morceaux de drap provenant du pantalon. La plaie d'entrée a trois travers de doigt de long et deux travers de doigt de large.

Ces plaies sont le siége d'un écoulement de sang très-abondant.

Le lieutenant D..... est un homme de trente ans, très-vigoureux, mais d'une constitution éprouvée sérieusement par un séjour prolongé en Cochinchine. Au moment où nous arrivons près de lui, il est dans un état de *choc* très-voisin de la syncope.

Les plaies, débarrassées des corps étrangers qu'elles contiennent, sont lavées à grande eau avec de l'eau froide pure, faute de liqueur de goudron; elles sont ensuite pansées par ma méthode d'occlusion antiseptique. Le spica qui recouvre la plaie du pli de l'aine droite, pratiqué avec des bandes de coton larges de 0^m,20, passe également sur la contusion abdominale. Le goudron n'est appliqué que sur une surface de 15 à 20 centimètres de rayon, tout autour des plaies, et dans la même étendue sur la première coque d'ouate. Une livre et demie de coton suffit pour les deux pansements.

L'accident est arrivé le 21 novembre, à 9 heures du matin; à 9 heures du soir, les douleurs se calment, la température est de 37°,6.

Les journées des 22, 23, 24 et 25, se passent assez bien; la température oscille entre 37°,4 et 38°,8; peu de douleur, sommeil suffisant, pas d'appétit, tendance à la constipation combattue par quelques verres d'eau de Pullnaw.

26 novembre. Le sang et la sanie se sont fait jour sous l'appareil de la cuisse droite, qui répand un peu d'odeur. Je me décide à le changer. Nous sommes au sixième jour. La plaie, eu égard à sa nature, est remarquablement belle et exempte d'inflammation. *La peau et les parties molles ne présentent ni rougeur ni gonflement jusque contre les parties frappées de mort par le projectile.* L'escarre, très-limitée et manquant sur plusieurs points, est en voie d'élimination. Lavage à l'eau de goudron et occlusion antiseptique.

27 novembre. Le pansement est refait à gauche. Les parties molles sont souples et indolentes jusque contre les plaies. Il n'y a absolument pas de gonflement. Même pansement. On permet au malade de manger ce qu'il veut; la tendance à la constipation est combattue par des lavements.

2 et 3 décembre. Les pansements sont renouvelés. Les plaies ont conservé le bel aspect qu'elles ont présenté lors des premiers pansements. Elles sont bien détergées et leurs bourgeons sont petits, fermes et rouges.

3 décembre. La journée est assez mauvaise, la nuit est agitée; constipation rebelle à deux lavements.

4 décembre. Pouls accéléré, langue saburrale, température 38°,2 à huit heures du matin; elle n'avait pas dépassé 37°,4 les jours précédents. Deux verres d'eau de Pullnaw restent sans effet. Dans la soirée, le malade a plusieurs petits frissons et deux vomissements bilieux; température, 40°,2 à dix heures du soir.

5 décembre. Fièvre assez intense, la nuit a été très-agitée; température, 40°,2 à neuf heures du matin; pouls, 104; céphalalgie, envies de vomir. J'enlève le pansement de la cuisse gauche. La plaie est envahie par un érysipèle qui s'étend à six ou huit travers de doigt de ses bords. L'épiderme des phlyctènes se détache en même temps que la couche de coton goudronné.

Lavage à l'eau de goudron. Le membre, bien séché, est couvert, du genou au pli de l'aine, d'une bonne couche de goudron. Partout où l'épiderme est enlevé, il se produit une douleur brûlante assez vive qui dure 20 minutes. Le pansement est achevé comme d'habitude. Comme le malade est un peu fatigué, le pansement de la cuisse droite est remis au lendemain. Diète, potion purgative avec 10 grammes eau-de-vie allemande et 10 grammes sirop de nerprun. 4 heures, température, 40°. Le malade a eu trois selles; sulfate de quinine, 0ᵍʳ,8.

6 décembre. Pansement de la cuisse droite. La plaie est envahie par l'érysipèle dans la même étendue qu'à gauche. Redoutant les douleurs qui ont été provoquées la veille par l'application du goudron, je badigeonne toute la surface érysipélateuse avec du collodion riciné. Pansement au coton sans goudron; température, 38°,2 à 9 heures du matin; 38°,6 à 4 heures. Bouillon, vin, sulfate de quinine, 0ᵍʳ,5 le soir.

7 décembre. La nuit a été un peu meilleure que les précédentes; température, 38°,2 à 9 heures du matin et à 4 heures du soir. Pouls oscille entre 90 et 100. Le malade ne souffre que du côté droit; à gauche, les ganglions du pli de l'aine ont cessé d'être douloureux. Je découvre la cuisse gauche; l'érysipèle s'est arrêté et les points envahis sont moins tendus et moins douloureux. Les plaies ont meilleur aspect, le liquide qu'elles sécrètent est plus crémeux. Occlusion au goudron. Elle ne provoque que très-peu de douleur, car presque partout les surfaces dénudées par les phlyctènes sont couvertes d'une croûte mince, sèche, adhérente au derme, colorée en noir par le goudron. Potages, vin, lavement purgatif; le soir injection hypodermique de chlorhydrate de morphine.

8 décembre. La nuit a été assez bonne; température, 38° le matin, 38°,4 le soir; pouls, 96. Le pansement du côté droit est enlevé. L'érysipèle a gagné vers la fesse et il est descendu vers la cuisse. Badigeonnage au collodion; pansement à l'ouate; même régime.

9 décembre. Le blessé ne souffrant que du côté droit et l'érysipèle ayant dépassé le bord du pansement, je laisse la cuisse gauche couverte et je refais le pansement de la droite. Même régime, même traitement. État général stationnaire.

10 décembre. La cuisse droite est découverte. L'érysipèle a cessé de faire des progrès et commence à pâlir. Température, 37°4 à 9 heures du matin; pouls, 84; le malade a un peu d'appétit. Pansement au collodion et au coton.

11 décembre. Les deux cuisses sont découvertes successivement. La gauche est en bonne voie de cicatrisation; la droite présente meilleur aspect que les jours précédents. Pansements par occlusion antiseptique.

17 décembre. Les deux pansements sont renouvelés; les plaies sont en bonne voie; la cicatrice a fait des progrès notables.

M. D... passe une partie de ses journées assis sur une chaise longue.

24 décembre. Les pansements par occlusion sont enlevés définitivement. La cicatrisation est très-avancée; il suffit de recouvrir les plaies avec des rondelles de sparadrap. Quelques cautérisations légères sont la dernière intervention nécessaire. La raideur consécutive aux cicatrices larges et profondes qui ont succédé à ces plaies ne tardera pas à disparaître.

Obs. IV. — Plaies multiples par éclats d'obus; fractures comminutives des deux premiers métatarsiens et de la première phalange du gros orteil gauche; fracture et arrachement de l'index gauche; plaies des parties molles au pied et à la jambe droite. Résection de la tête des deux premiers métatarsiens de la première phalange du grand orteil, amputation de l'index, pansements par occlusion antiseptique. Guérison.

19 février. M. le médecin-major Mabillat me fit appeler pour un de ses artilleurs, blessé par un obus qui avait éclaté au moment où il le dévissait. Nous constatâmes les lésions suivantes :

1° Sur le dos du pied gauche, une longue plaie transversale qui s'étend de la tête du premier à la tête du quatrième métatarsien. L'extrémité antérieure des deux premiers métatarsiens et la première phalange du gros orteil sont broyées comminutivement. Les tendons extenseurs des deux premiers orteils sont coupés.

2° L'index gauche, fracturé à la partie moyenne de la première phalange, est presque complétement détaché et ne tient plus que par ses tendons fléchisseurs. La plaie qui dénude sa base découvre la tête du métacarpien et s'étend assez loin dans la paume de la main. Les lambeaux de cette plaie sont décollés et noircis par la poudre.

3° Sur le dos du pied droit, une plaie superficielle n'intéressant que la peau, longue de 4 centimètres.

4° Vers le milieu de la face interne de la jambe droite, deux plaies arrondies, l'une petite et superficielle, l'autre admettant le petit doigt et s'enfonçant dans l'épaisseur du soléaire sans qu'il soit possible d'y découvrir le fragment qui l'a produite. Cet artilleur, du nom de Potain, âgé de 24 ans, jouit d'une excellente santé et d'une vigueur peu commune ; il est d'un tempérament sanguin.

Il est soumis au chloroforme. L'index est amputé dans son articulation métacarpo-phalangienne. La tête des deux premiers

métatarsiens gauches et la première phalange du gros orteil sont
extraites par fragments, en ménageant le plus possible les parties
molles et le périoste. Les lambeaux de ces plaies sont rapprochés,
couverts de goudron et pansés suivant ma méthode. M. le Dr Mabillat fait remarquer que les plaies de la jambe et du pied droits
ne nécessitent pas ce mode de pansement et qu'il pourra être
utile d'explorer celle où on soupçonne la présence d'un projectile. Je me rends d'autant plus volontiers à sa manière de voir que
ces plaies, soumises à des pansements simples, nous serviront de
terme de comparaison pour juger les effets de l'occlusion antiseptique.

20 février. Le malade a passé une nuit agitée, il a de la fièvre;
température, 38°,2 à 9 heures du matin, 38°,8 à 4 heures du soir.
Il souffre surtout de la jambe droite qui présente déjà un gonflement assez notable. On y renouvelle le pansement simple.

21, 22 février. Même état. Les plaies pansées par occlusion ont
cessé d'être douloureuses; la jambe droite au contraire est très-
tuméfiée; le liquide qui s'écoule des plaies dont elle est atteinte
est sanieux. On l'enveloppe depuis les chevilles jusqu'aux genoux
de cataplasmes de farine de lin. 2 verres d'eau de Sedlitz, alimen-
tation légère.

24 février. Le pansement du pied gauche est traversé par la
suppuration et devient odorant. On l'enlève et on trouve la plaie
présentant un fort bel aspect. Il n'y a pas le moindre gonflement,
pas le moindre endolorissement dans les parties voisines, ni au
dos, ni à la plante du pied. Le pansement de la main gauche est
enlevé également. La plaie y présente les mêmes conditions favorables. La paume de la main est remarquablement saine et
sèche, et la peau jusque contre la plaie ne présente pas la moindre
trace d'inflammation. La jambe droite, au contraire, malgré les
cataplasmes, est tuméfiée, dure et douloureuse. En face d'un
contraste aussi frappant, MM. les médecins-majors Duprat et
Mabillat me proposent de soumettre la jambe droite, comme les
deux membres gauches, à l'occlusion antiseptique. Toutes les
plaies sont lavées avec le jet d'un irrigateur rempli d'eau de goudron, puis recouvertes suivant ma méthode.

Du 25 février au 3 mars. La fièvre est tombée, les douleurs
ont cessé. Potain a été pendant deux jours voisin d'un blessé
atteint d'un érysipèle de la face et du cuir chevelu. Il n'en est
résulté pour lui aucun accident. Les pansements, qui sont trop

minces et qui ne présentent pas une étendue suffisante (celui du pied gauche s'arrête sous les malléoles), sont traversés par la suppuration. Ils sont renouvelés. Les plaies du côté gauche présentent toujours leur aspect favorable. La jambe droite est notablement désenflée et la pression n'y est douloureuse que dans le voisinage immédiat des plaies.

En renouvelant les pansements le 10, le 18, le 30 mars et le 12 avril, on constate les progrès réguliers de la cicatrisation que rien ne vient entraver. Potain se lève, marche sur son pied blessé et se sert de sa main gauche.

Le 2 avril, on abandonne l'occlusion antiseptique, devenue inutile. Le bord interne du pied gauche présente un raccourcissement de 0^m,015, le gros orteil est un peu relevé. La cicatrice est à peu près complète, elle ne présente aucun trajet fistuleux. *Les extrémités des fragments et les esquilles adhérentes laissées dans la plaie ne se sont donc pas nécrosées.* La plaie d'amputation de l'index est fermée. Les plaies de la jambe et du pied droit sont cicatrisées.

Les deux dernières observations me semblent présenter un très-grand intérêt au point de vue de la chirurgie d'armée. Les plaies déchirées et anfractueuses, avec ou sans fracas des os, produites par les obus, semblaient être de prime abord celles qui se prêteraient le moins à l'occlusion antiseptique. Elles sont, en effet, habituellement accompagnées de sphacèle plus ou moins étendu des lèvres de la plaie; l'écoulement de sang, de sanie et de pus y est toujours abondant, et une inflammation diffuse souvent très-étendue s'empare des parties voisines. Ce sont là des conditions éminemment défavorables et qui font de ces plaies la pierre de touche des pansements. L'occlusion antiseptique y a réussi bien au delà de mes espérances : elle y a conquis l'approbation sans réserves de tous mes collègues qui ont assisté à son application.

C'est surtout dans le service des ambulances en temps de guerre que l'occlusion antiseptique rendra d'utiles services. Les pansements sont simplifiés par ma méthode au point de pouvoir être abandonnés à un aide. Ils sont assez rares pour pouvoir réaliser une économie de temps considérable. Ils permettent le transport du blessé depuis le champ de bataille jusqu'aux hôpitaux d'évacuation les plus éloignés sans qu'il soit nécessaire de les renouvéler pendant le trajet. Ils diminuent d'une façon notable les dangers de l'infection et de l'encombrement, et ils peuvent être réalisés à peu de frais et avec un matériel très-simplifié.

Enfin, dans les fractures avec plaie, dans les fractures par coups de feu, ils complètent mes appareils et mes attelles en toile métallique malléable.

Quel sera l'avenir des pansements réalisés au moyen de l'ouate et du goudron? Je l'ignore. Mais je crois pouvoir affirmer que c'est dans la voie où j'ai cherché, dans la voie de l'occlusion antiseptique, que se fera le progrès.

(Extrait de la Revue médicale de l'Est.)

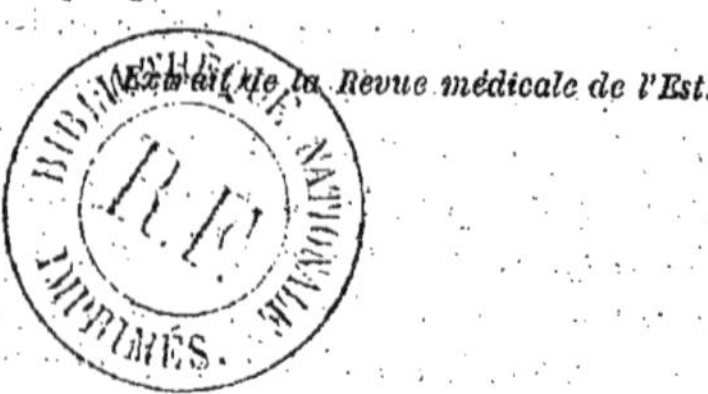